Dr J. ANDRIEU
Chirurgien assistant de l'Hôpital maritime de Berck
Ancien interne des Hôpitaux de Paris

L'Héliothérapie Marine
DANS LE TRAITEMENT
DES
Tuberculoses Chirurgicales

RAPPORT
présenté au Congrès de l'Association Internationale
de Thalassothérapie de Cannes (1914)

PARIS
EDITIONS DE LA "GAZETTE DES EAUX"
3, Rue Humboldt, 3
—
1914

Dr J. ANDRIEU
Chirurgien assistant de l'Hôpital maritime de Berck
Ancien interne des Hôpitaux de Paris

L'Héliothérapie Marine DANS LE TRAITEMENT DES Tuberculoses Chirurgicales

RAPPORT

présenté au Congrès de l'Association Internationale de Thalassothérapie de Cannes (1914)

PARIS
EDITIONS DE LA "GAZETTE DES EAUX"
3, Rue Humboldt, 3
—
1914

L'Héliothérapie marine dans le Traitement des Tuberculoses chirurgicales (1)

Par le Docteur J. ANDRIEU

Chirurgien assistant de l'Hôpital maritime de Berck
Ancien Interne des Hôpitaux de Paris

RAPPORT
présenté au Congrès de l'Association internationale de Thalassothérapie de Cannes (1914)

L'Héliothérapie marine est bien évidemment l'association de deux méthodes, l'une, relativement ancienne, très connue dans ses indications et dans ses résultats. l'Aérothérapie marine, l'autre l'héliothérapie récente et moins connue et dont les effets proclamés avec enthousiasme par les uns sont contestés par d'autres.

Etudier l'héliothérapie marine nous paraît dont se réduire à enregistrer les effets du climat marin, qui ne sont contestés par personne, et à rechercher dans les effets de la cure solaire ceux qui lui appartiennent en propre et ceux qu'on lui attribue parce qu'elle est employée concurrmement à d'autres modes de traitement.

Etudier l'héliothérapie marine, ce sera donc, avant tout, faire une revue critique du traitement par le soleil, décrire son emploi, rechercher ses effets et juger les résultats de son association avec la thalassothérapie.

Une telle appréciation est loin d'être aisée, car il est très

(1) Dans ce rapport, j'ai en vue principalement les tuberculoses osseuses et articulaires, surtout chez l'enfant, et très accessoirement les tuberculoses ganglionnaires, les gommes et le lupus. Je prendrai donc indifféremment l'un pour l'autre, les mots de tuberculose ostéo-articulaire et de tuberculose chirurgicale, laissant de côté les péritonites tuberculeuses et les tuberculoses génito-urinaires.

difficile de porter un jugement sur la valeur d'une thérapeutique quand il s'agit de tuberculoses chirurgicales. Ce que nous savons de ces affections, nous les montre comme tendant habituellement à la guérison spontenée après une évolution très longue. Et, d'autre part, les différentes méthodes de traitement local ou général, ont été, jusqu'à présent, impuissantes à modifier la durée de cette évolution.

Ce n'est pas, cependant, qu'il ne nous ait pas été proposé des méthodes et des procédés nombreux qui tous et toutes avaient pour prétentions de raccourcir la durée, de prévenir les complications, de restituer la fonction détruite. De tous ces procédés, bien peu se sont montrés efficaces. Nous ne sommes jamais certains d'empêcher les complications de se produire, nous ne pouvons presque rien pour rendre à une articulation sa fonction perdue et, à coup sûr, nous sommes totalement impuissants à modifier la durée d'une ostéo-arthrite tuberculeuse. Notre rôle est purement passif et se borne à nous efforcer d'empêcher, car, jusqu'ici, aucun moyen actif n'a paru influencer l'évolution d'un foyer tuberculeux..

Ces vérités incontestables pour tous ceux qui s'occupent spécialement de ces affections, sont méconnues d'un si grand nombre de médecins qu'il nous semble indispensable de rappeler succinctement l'histoire clinique des ostéo-arthrite tuberculeuses. Et cela d'autant plus que, pour porter une appréciation sur la valeur d'un nouveau traitement d'une maladie, il faut connaître la marche et la terminaison naturelle de cette maladie, ainsi que ses complications, et savoir quel résultat donnent les traitements considérés comme les plus efficaces. En somme, avant de juger l'héliothérapie, méthode nouvelle du traitement des ostéo-arthrites tuberculeuses, nous devons répondre à ces deux questions :

Comment évolue la tuberculose ostéo-articulaire ?

Que pouvons-nous contre elle ?

I. — Avant tout, il s'agit de la reconnaître, car si l'on traite comme tuberculose des maladies qui n'en sont pas, on jugera faussement la valeur de la thérapeutique qu'on leur aura opposée. Cette crainte n'est pas chimérique, il s'en faut : A l'hôpital maritime de Berck, où cependant nous ne

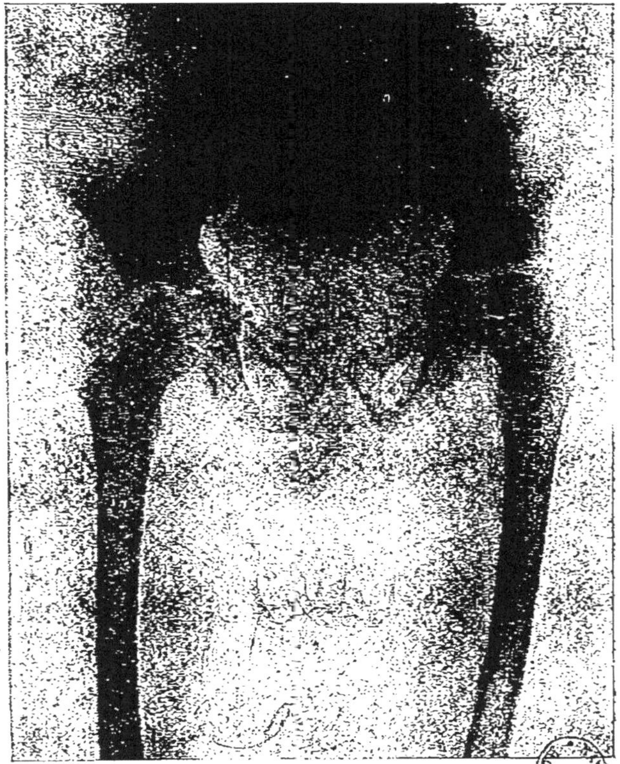

Fig. 1. — Tuberculose du col fémoral droit sans coxalgie.

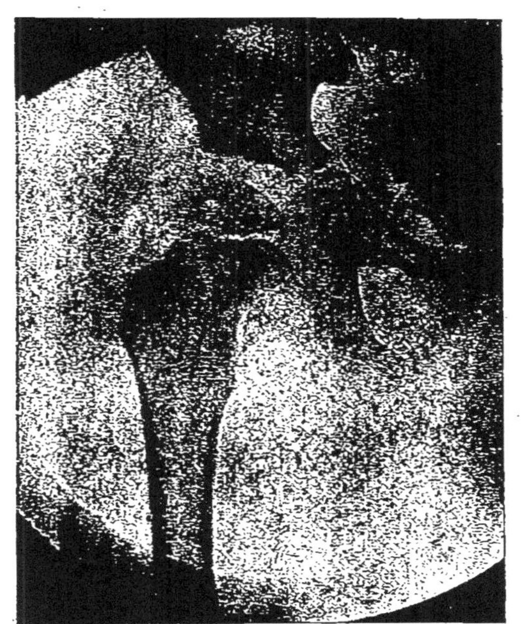

Fig. 2. — Tuberculose de la tête et du col fémoral sans coxalgie.

recevons que des malades déjà sélectionnés par les chirurgiens des hôpitaux de Paris, ou par leurs assistants, nous arrivons à déceler environ 10 °/₀ d'erreur de diagnostic. Et, ces erreurs sont presque inévitables, lorsque la clinique n'a pas été aidée par le laboratoire. Elles sont dues, pour la plupart, à la syphilis osseuse, mais aussi à l'actinonycose, aux différentes sortes de sporotrichoses, aux ostéomyélites chroniques, qu'elles le soient d'emblée ou secondairement. Quand il s'agit d'arthrites, la confusion est facile avec les coxa-vara diverses, l'arthrite déformante juvénile, la syphilis articulaire et les arthrites infectieuses subaigues ou chroniques.

D'autres fois, il s'agit bien de tuberculose, mais les articulations, considérées comme envahies, sont restées indemnes, et ont simplement réagi au voisinage d'un foyer inflammatoire par une légère contracture musculaire limitant les mouvements de la jointure. Cette contracture disparaît rapidement par le repos et l'examen radiographique montre un foyer d'ostéite juxta-articulaire qui évolue sans provoquer d'arthrite et qui peut guérir sans en avoir jamais causé. Ces faits sont relativement fréquents, particulièrement au bulbe supérieur du cubitus sans arthrite du coude, au bulbe supérieur du tibia et à la rotule, sans envahissement du genou, au col fémoral et à l'os iliaque sans coxalgie. Or, chacun sait qu'une ostéite tuberculeuse évolue d'une toute autre façon qu'une ostéo-arthrite. Tandis que celle-ci montre une propension considérable à envahir les parties molles voisines et que les extrémités osseuses en présence non strictement immobilisées se détruisent par le mécanisme de l'ulcération compressive, l'ostéite tuberculeuse, au contraire, se limite ordinairement d'une façon spontanée et relativement précoce, et se trouve peu influencée par les mouvements.

Il est donc absolument indispensable de faire la distinction entre les arthrites et les ostéites, celles-ci ayant une tendance à la guérison spontanée bien plus accusée que celles-là et guérissant souvent avec un minimum de traitement ou même en l'absence de toute thérapeutique.

Les unes et les autres sont sujettes à des complications,

abcès, fistules, mais tandis que les fistules d'ostéite, tout en aggravant le pronostic ne le rendent mauvais que par exception, les arthrites ouvertes sont d'un pronostic habituellement grave pour la fonction et quelquefois pour la vie lorsqu'il s'agit d'une jointure importante. D'où nécessité d'établir deux catégories bien distinctes dans les tuberculoses chirurgicales, et, plus particulièrement, dans les arthrites : les tuberculoses ouvertes et les tuberculoses fermées.

De plus, si les foyers tuberculeux des os et des articulations tendent à guérir spontanément, cela est vrai dans certaines circonstances, et inexact dans d'autres. Les petits foyers guérissent mieux que les foyers importants, les foyers uniques que les foyers multiples, et, lorsque ceux-ci sont trop nombreux, ils n'ont plus aucune disposition à se réparer.

Enfin, les tuberculoses des enfants guérissent assez facilement et cela d'autant mieux que le petit malade est plus jeune ; celles de l'adulte beaucoup moins et cela d'autant moins que l'âge est plus avancé. Chez les vieillards, les foyers osseux ou articulaires ne guérissent qu'exceptionnellement.

On voit combien il est nécessaire de faire des distinctions, d'établir des catégories dans la tuberculose chirurgicale, sous peine de rapprocher et de comparer des faits qui ne sont nullement susceptibles de l'être.

Toutefois, il est un caractère commun à toutes les tuberculoses chirurgicales : c'est leur longue durée. Ce sont des maladies essentiellement chroniques, dont l'évolution se mesure par des mois et souvent des années, à tel point que, lorsque l'une d'elles guérit rapidement après son début, cela seul suffit pour permettre d'élever un doute sur sa nature.

Pour bien fixer les idées sur ce point, rappelons que, dans les cas les plus simples d'ostéites non suppurées chez des enfants, il faut s'attendre à une durée minima de 6 à 8 mois, c'est celle d'un simple spina-ventosa. Quant aux arthrites, toujours non suppurées et toujours chez l'enfant, il faut compter toujours au minimum : pour le poignet et pour l'épaule, 18 mois ; pour le coude et la tibio tarsienne,

2 ans ; 2 ans à 2 ans et demi pour le genou et pour la hanche ; 3 à 4 ans pour le rachis. Je parle de guérison paraissant définitive et sans récidive. Il faudra compter davantage si les foyers sont multiples, davantage encore s'ils sont fistuleux, et, de plus en plus, s'il s'agit d'un adulte et si ses foyers sont multiples et ouverts. C'est dans ces conditions qu'on voit des malades suppurer pendant des années et des coxalgies ou des maux de Pott se prolonger pendant 10, 15, 20 ans et même davantage et la maladie durer autant que le malade lui-même.

Toutefois, la plupart des cas de gravité moyenne et même quelques cas compliqués ont, je l'ai dit, une tendance incontestable à la guérison spontanée, qui se produit après la très longue évolution ci-dessus indiquée. D'où il suit qu'une vieille tuberculose peut avoir des chances de guérir assez rapidement. Aussi faudra-t-il se garder de mettre à l'actif d'un mode thérapeutique quelconque une guérison qui se produirait dans de pareilles circonstances et surtout de généraliser cet heureux résultat. Par exemple, on ne serait pas fondé de dire qu'on guérit une coxalgie en 6 mois si on commence à la soigner dans le cours de sa troisième année, puisqu'on arrive précisément à la période où les lésions se réparent et que cette réparation, toute spontanée, tend à se produire chaque fois qu'on ne l'empêchepas d'une façon intempestive.

II. — Pour apprécier la valeur d'une thérapeutique nouvelle, il faut connaître la thérapeutique actuelle et les résultats qu'elle donne, afin d'en faire la comparaison. Cela nous mène à poser notre seconde question : Que pouvons-nous contre les tuberculoses chirurgicales ?

Il faut bien dire que jusqu'ici nous n'avons pas de moyen d'enrayer la marche d'une tuberculose. Une culture tuberculeuse est absolument inaccessible aux moyens de traitements actuels tant externes qu'internes, et je range parmi ceux-ci les différents vaccins anti-tuberculeux, dont pas un encore n'a fait la preuve de son efficacité.

Le rôle du médecin est donc purement passif et se borne à empêcher les complications de se produire, et, malgré tout, elles se produisent quelquefois devant lui et malgré lui, quels que soient ses efforts. Toutefois, nous les prévenons habituellement par l'immobilisation, qui est notre moyen principal, immobilisation de la région atteinte, lorsqu'il s'agit d'un foyer siégeant au membre supérieur, immobilisation du malade quand le membre inférieur ou le rachis est en cause. Toutes choses égales d'ailleurs, une articulation strictement immobilisée guérit plus sûrement et avec moins de chances de suppuration et de fistulisation que dans les conditions contraires.

Lorsque ces complications se produisent, les moyens locaux interviennent souvent avec succès. Les ponctions pour les abcès fermés, les pansements aseptiques sur les fistules journellement vidées de leur pus et par conséquent mises à l'abri de l'infection secondaire, donnent les meilleurs résultats dans le traitement des complications.

Mais, de moyens locaux ayant une action directe sur la culture tuberculeuse, nous n'en avons pas, qu'il s'agisse de révulsion, de compression, de méthode de Bier, d'injections modificatrices, intra-articulaires, etc..., tous ont fait faillite, car aucun n'a jusqu'ici modifié le caractère implacable et inéluctable de l'évolution des tuberculoses ostéo-articulaires.

Le repos n'est pas cependant notre seule arme. On sait que les malades guérissent si leur état général se maintient satisfaisant, et qu'ils guérissent difficilement ou pas du tout dans les conditions contraires. D'où indication de les maintenir dans le meilleur état général possible, c'est-à-dire de les mettre dans les meilleures conditions pour qu'ils puissent attendre la guérison spontanée.

Or, s'il est vrai qu'un malade peut garder un état général intact dans les pires conditions hygiéniques et par conséquent guérir n'importe où, il n'en est pas moins vrai que des conditions meilleures facilitent le retour à cet état ou sa persistance et qu'il sera logique de rechercher ces conditions chaque fois qu'on le pourra :

Une bonne hygiène, l'exposition au grand air à la simple campagne, à la montagne et plus particulièrement à la mer obtiennent ce résultat. En particulier, il est habituel par le séjour au bord de la mer d'observer des transformations véritables en quelques semaines. Et l'on voit des enfants pâles, amaigris et sans résistance, reprendre des couleurs et de l'embonpoint et donner l'impression qu'ils luttent victorieusement contre leur maladie.

Les résultats que nous donnent les faibles moyens thérapeutiques dont nous disposons ne laissent pas que d'être relativement encourageants. Les tuberculoses chirurgicales prises au début et traitées par l'immobilisation et l'aérothérapie marine, guérissent dans la grande majorité des cas et le plus souvent sans avoir présenté de complications. Quand ces complications se produisent, elles sont moins graves en ce milieu et cèdent plus facilement. Quand les malades sont déjà suppurants, fistuleux et que leurs plaies sont envahies par l'infection secondaire, cette situation compliquée est plus difficilement soluble, mais le même traitement en sauve encore une assez forte proportion. Enfin, dans des cas qui sont l'exception, des interventions deviennent nécessaires. Elles consistent en drainages larges, qui suppriment des obstacles à la guérison, séquestres ou cavernes, ou en exérèses, qui délivrent le malade d'un foyer infecté menaçant son existence. Même, dans ces cas, l'aérothérapie marine joue un rôle bienfaisant, car elle permet de supporter ces interventions et d'en guérir d'une façon plus certaine et moins longue.

Un nouveau mode de traitement, pour modifier ces idées qui sont la conséquence de la pratique reconnue jusqu'ici la plus efficace, devra donc donner d'autres résultats.

Il pourra démontrer sa supériorité :

1° En abrégeant la durée des ostéo-arthrites tuberculeuses ;

2° En atténuant les symptômes ;

3° En prévenant les complications ;

4° En rendant celles-ci inoffensives ;

5° En donnant un résultat orthopédique meilleur ;

6° En ayant sur l'état général une action plus décisive.

L'héliothérapie est actuellement l'objet d'un enthousiasme que d'aucuns pourront juger excessif. On a pu dire d'elle « qu'elle a fait et doit faire de plus en plus une véritable « transformation de la thérapeutique. » (Poncet et Leriche). Ces auteurs ajoutent : « Nous avons pu, grâce à elle, changer

« le sens même des moyens de traitement.., » Et, après les publications de Rollier et de ses élèves, quelques-uns ont pu croire que l'héliothérapie est et restera le traitement unique parce que radical de la tuberculose ostéo-articulaire.

Quels sont donc les résultats qu'elle nous donne lorsqu'on l'emploie seule, c'est-à-dire sans l'associer aux moyens habituels ?

Dans les tuberculoses fermées, il faut distinguer entre les ostéites et les ostéo-arthrites. Les premières n'exigent pas un repos absolu et guérissent sans héliothérapie dans des temps variables avec l'âge du malade, l'importance de la lésion et l'ancienneté de la maladie. Nous remarquerons qu'il en est de même dans les observations de traitement héliothérapique sans que nous puissions voir de différence dans la moyenne des durées,

Pour les ostéo-arthrites que le traitement classique commande d'immobiliser, nous avons cherché en vain un auteur n'associant pas l'immobilisation et l'héliothérapie. Tous ceux dont nous avons pu lire les observations et les résultats, tous ont immobilisé les articulations malades plus ou moins, avec des appareils inamovibles fenêtrés, avec des appareils à valves ou complètement amovibles ou par l'extension continue ou par le simple décubitus. Voyez à ce sujet les travaux de Aimes, Constantin, Doche, Estor, Jaubert, Mayet, Nové-Josserand et Rendu, Poncet et Leriche, Rollier, Staube, Vignard et Jouffray, Witmer. Il devient donc difficile dans ces cas de discerner ce qui revient à l'une et à l'autre méthode.

J'entends bien que l'immobilisation à elle seule n'est pas un traitement actif, c'est une mesure conservatoire si l'on peut dire, qui réserve l'avenir des organes lésés en attendant leur guérison spontanée, il n'en reste pas moins vrai que l'héliothérapie à elle seule n'a pas donné de résultats, ou que ces résultats personne ne les a publiés.

Recherchons donc si, associée à d'autre méthodes, elle a modifié la marche des tuberculoses à tel point qu'elle puisse compter comme le facteur le plus important de cette thérapeutique dont elle est un des éléments.

Avant tout il faut bien fixer la valeur du mot « guérison » appliqué à des ostéites et des ostéo-arthrites tuberculeuses.

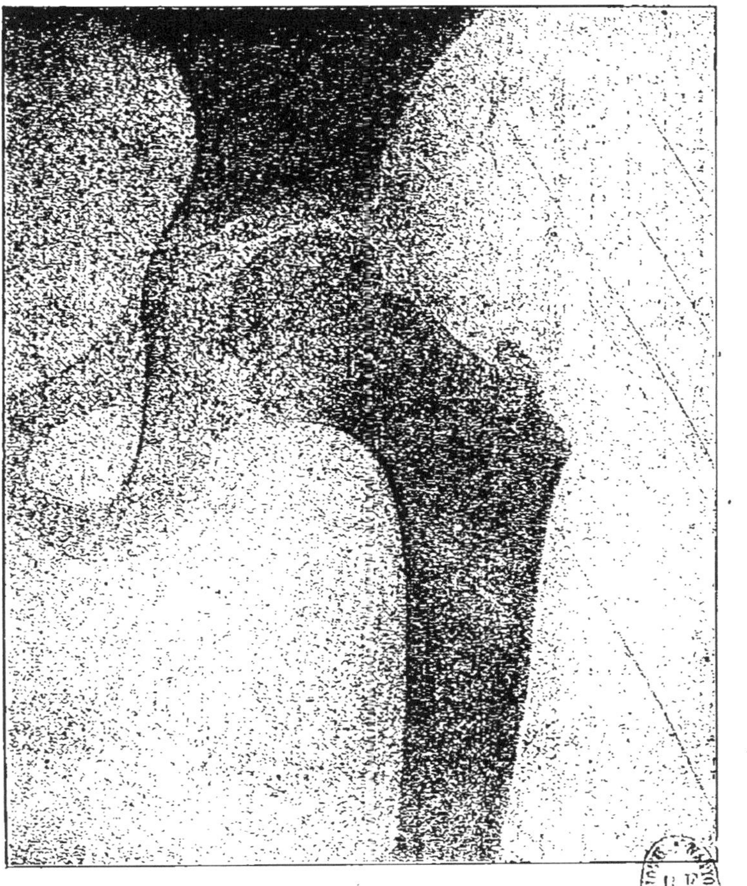

Fig. 3. — Histoire radiologique d'une coxalgie. *Décalcification* commençante. L'espace articulaire est peu modifié.

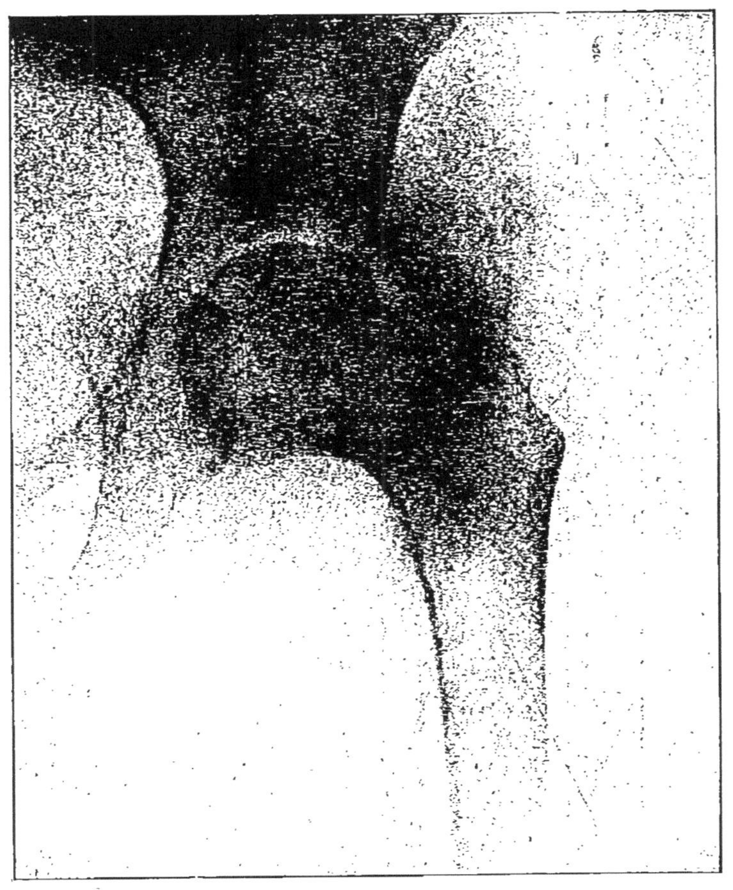

Fig. 4. — Histoire radiologique d'une coxalgie. *Usure des cartilages*. L'espace clair articulaire est très diminué.

Il comporte une double définition : cliniquement, c'est l'état dans lequel les symptômes de la maladie ont disparu depuis quelques mois et où l'organe lésé a repris le maximum de fonctions auquel il pourra désormais prétendre. Il est certain que s'appliquant à une maladie chronique, cette définition laisse quelque obscurité. Toutefois l'expérience nous a montré que quand une articulation ne présente plus aucun phénomène pathologique décelable par l'examen (fistule, abcès, tuméfaction, douleur, contracture, chaleur), depuis au moins trois mois, on est autorisé à penser que le malade entre en convalescence et qu'en l'entourant pendant quelque temps encore des précautions indispensables (éviter la fatigue et les traumatismes de la jointure), on peut habituellement compter sur une guérison définitive et sans récidives.

La définition radiographique de la guérison (1) est plus précise bien qu'elle ne prenne toute sa valeur que lorsque cette guérison coïncide avec la guérison clinique. C'est le moment où le radiogramme nous montre la limitation des lésions caractérisée par un contour net d'ostéite condensante bordant les zones osseuses restées saines.

Nous choisissons à dessein une ostéo-arthrite de gravité moyenne qui ne puisse prêter à la confusion par le peu de lésions constatées radiographiquement ou le peu de symptômes constatés cliniquement, une lésion telle, par exemple, qu'une coxalgie de forme habituelle qui dure trois ans. Si l'héliothérapie a une action sur les lésions tuberculeuses, il semble bien que celles-ci ne doivent pas se produire ou que si elles apparaissent elles doivent disparaître en quelques mois. Or, nous n'avons pu trouver une seule observation de coxalgie prouvée cliniquement et radiographiquement, qui, traitée même dès le début des symptômes, ait présenté une

---

(1) Nous rappelons brièvement que l'histoire radiologique d'une ostéo-arthrite peut s'écrire de la façon suivante : Au début, *décalcification* des os en présence (ils sont plus clairs que du côté sain), puis *usure des cartilages* (l'espace clair articulaire est diminué ou disparu), ensuite *envahissement de la jointure par des fongosités* (image floue de l'interligne et de ses abords contrastant avec les contours nets des parties non atteintes, enfin, *destruction* causant des pertes de substances plus ou moins considérable.

La *réparation* se caractérise par la production d'une zone noire condensée, sur les surface osseuses en présence.

durée sensiblement plus courte que par le traitement habituel.

Les symptômes sont-ils atténués par le bain de soleil ? Un des premiers résultats de l'héliothérapie serait de calmer les douleurs : « Les douleurs parfois exagérées au début de la « cure dès les premières insolations, sont très rapidement « calmées en peu de jours, *surtout si l'on immobilise le mem- « bre atteint,* ce que nous recommandons vivement. Les dou- « leurs spontanées sont atténuées en peu de jours, puis pro- « gressivement les douleurs provoquées diminuent à leur « tour » (Aimes) (1). Ici encore il est difficile de faire la part de l'immobilisation employée concurremment avec l'héliothérapie. Dans la plupart des arthrites douloureuses, quelques jours de repos, même incomplètement réalisés comme chaque fois qu'on n'applique pas un appareil strictement immobilisant, seront suffisants pour obtenir la sédation de la douleur. C'est tout au moins ce qui nous paraît ressortir de notre expérience. Mais si l'on a affaire avec ces arthrites nettement douloureuses telles que ces coxalgies qu'il est impossible d'examiner, avec ces malades à qui le moindre heurt, le moindre mouvement actif ou provoqué, arrache des plaintes et qui sont les mêmes dont nous entendons les cris nocturnes dans les salles de nos services, nous pouvons dire que, personnellement, nous n'avons jamais vu l'exposition au soleil les empêcher de souffrir et que nous avons dû revenir, en désespoir de cause, à l'immobilisation rigoureuse par le plâtre allant des aisselles à l'extrémité des orteils.

De même que les douleurs, les contractures sont calmées par le repos et diminuent en même temps qu'elles. Ce que nous venons de dire des premières s'applique donc aux secondes. Lorsque aux contractures succèdent les rétractions, il ne nous a pas paru que le soleil nous ait jamais donné de résultat et nous avons dû recourir aux redressements par extension ou appareils.

Le traitement par le soleil prévient-il des complications ? Ici il est bien difficile de se prononcer. Peut-être l'héliothérapie a-t-elle une action retardatrice sur la production des

(1) Aimes. — L'Héliothérapie. Th. de Montpellier, 1913.

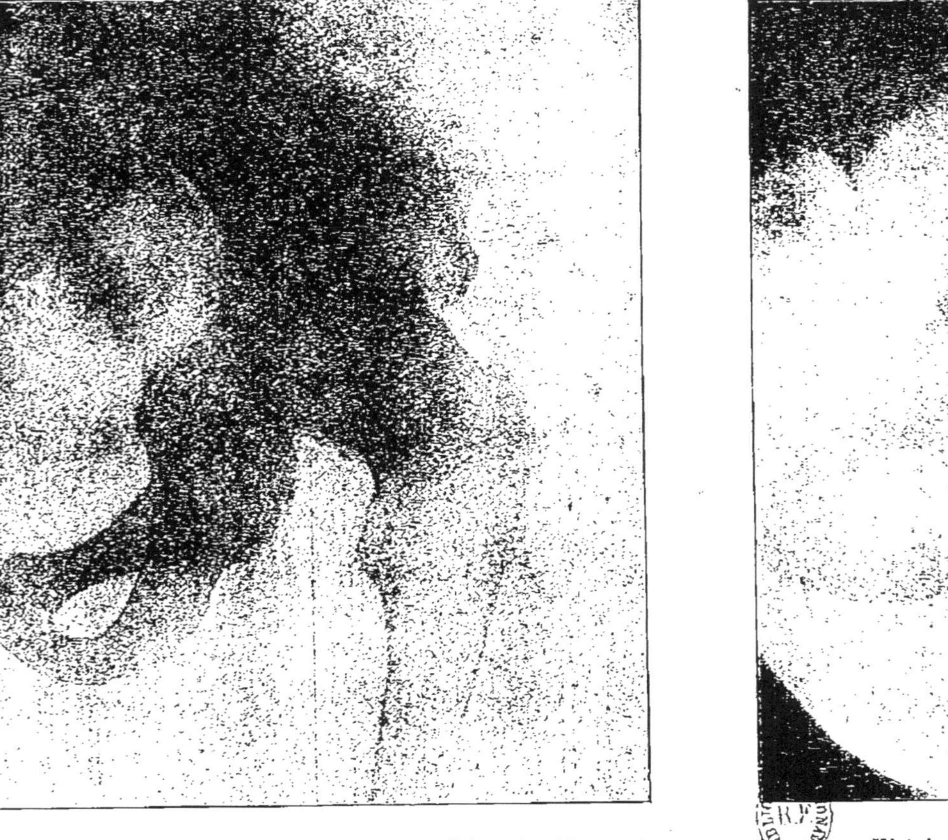

FIG. 5. — Histoire radiologique d'une coxalgie. *Envahissement* de la jointure par des fongosités. Image floue de l'interligne et de ses abords. *Destruction* manifeste.

FIG. 6. — Histoire radiologique d'une coxalgie. *Réparation.* La destruction s'est arrêtée, les surfaces en présence sont bien limitées par de l'ostéite condensante, les fongosités ont disparu, comme le montrent les contours nets et la disparition du flou.

abcès et sur leur évolution. Nous n'en saurions rien dire et pour le savoir il faudrait pouvoir connaître la proportion des abcès se produisant chez les malades non insolés et sur ceux exposés au soleil, toutes autres conditions égales d'ailleurs.

Cependant, sans que cette proportion ait été publiée ni d'une part, ni de l'autre, il nous a paru que les malades insolés ont moins d'abcès que les autres.

Lorsque les abcès se sont produits, il ne nous semble pas qu'ils aient une tendance plus grande à se résorber par l'héliothérapie que par le repos au grand air. C'est du moins ce qui ressort de notre expérience. C'est aussi ce que semble reconnaître Aimes quand il écrit : « Cependant, il est « inutile de demander au soleil la résolution spontanée du « contenu d'un abcès puisqu'une ponction peut déjà évacuer « une grande partie du contenu de la poche. Il faut donc « associer, dans les cas d'abcès fermé, le traitement classi- « que à l'héliothérapie. »

Il est également inutile de demander au soleil d'empêcher la reproduction des abcès ponctionnés. La poche se remplit de nouveau dans un temps qui varie suivant les cas et nous ne pensons pas que la disparition définitive d'un abcès ponctionné plusieurs fois soit plus rapide chez les malades insolés.

Quand les tuberculoses sont ouvertes, il est certain que le soleil assèche les plaies et que les orifices fistuleux ont une tendance plus rapide à la cicatrisation que lorsqu'ils sont recouverts d'un pansement.

Mais il faudrait ici préciser la valeur de ce résultat. Foyer tuberculeux est une chose et fistule en est une autre. Celle-ci est une complication de celui-là, mais celui-là peut exister sans jamais se compliquer de celle-ci. D'où il suit que la guérison d'une fistule n'est pas le moins du monde synonyme de guérison du foyer tuberculeux.

Pour le démontrer, des exemples s'imposent : un foyer en évolution, une coxalgie de la seconde année, par exemple, peut se compliquer d'abcès et de fistule. Cette fistule dure 15 jours, un mois, reste aseptique et se referme. Dirons-nous comme l'on fait certains, que la coxalgie est guérie ? Evidemment non. La fistule est fermée, la complication terminée, mais la coxalgie suit son cours comme s'il n'y avait pas eu ouverture de l'abcès.

Autre cas : au lieu de se fermer, la fistule reste ouverte, devient septique et persiste avec des alternatives de température et d'apyréxie pendant un an ou 18 mois. Si elle se ferme définitivement au bout de ce temps, nous pourrons penser que la coxalgie a terminé son évolution parce qu'elle a atteint le terme de la durée habituelle d'une évolution de coxalgie. Ici, la guérison de la lésion tuberculeuse coïncide avec celle de la complication.

Enfin, supposons une coxalgie qui est restée fistuleuse pendant 5 ou 6 ans : tant que les trajets suppurent, il y a des raisons de supposer que le foyer n'est pas éteint, mais il peut l'être et la réparation osseuse peut être presque complète sauf en un point (séquestre ou caverne) ou même totale et les fistules dues uniquement à la suppuration des parties molles. C'est qu'en effet, bien des vieilles fistules ne viennent pas de l'articulation depuis longtemps cicatrisée, mais sont entretenues par un obstacle à leur fermeture. Cet obstacle disparu, la fermeture se réalise aussitôt. Ceci est prouvé par des constatations cliniques opératoires et anatomiques extrêmement nombreuses.

Ces exemples ont été pris pour démontrer que lorsqu'une circonstance quelconque a contribué à fermer l'orifice cutané d'une fistule, il n'est pas légitime de dire que cette circonstance a été curative du foyer tuberculeux. Dans le premier cas, la complication est guérie, mais la tuberculose persiste ; dans le second, la guérison du foyer tuberculeux coïncide avec celle de la complication ; dans le troisième, le foyer est guéri et la complication dure encore.

Peut-on même considérer toujours et dans tous les cas, l'occlusion d'une fistule comme un avantage ? Pas même. Si l'occlusion d'une fistule aseptique est un résultat dont on ne saurait trop se féliciter, on n'en saurait dire autant pour la plupart des fistules septiques. Bien souvent, lorsque celles-ci sont entretenues par un foyer suppurant largement, l'occlusion du trajet donne lieu à des rétentions de collections chaudes qu'il faut ouvrir ou laisser ouvrir sous peine de phénomènes généraux graves. Ces accidents peuvent même se produire dans une vieille fistule suintant très peu et dont le pus est presque stérile. Mais ici le fait est plus rare et l'occlusion du trajet est souvent le prélude de sa disparition définitive.

Il faut donc discerner la valeur de la fermeture d'un orifice fistuleux et surtout de ne pas le rendre synonyme de guérison du foyer tuberculeux causal. Cette distinction est indispensable pour juger l'action du soleil sur les tuberculoses ouvertes.

Franzoni (1) a consacré 2 articles à démontrer que l'héliothérapie possède un pouvoir spécial qui produit l'élimination spontanée des séquestres par les orifices fistuleux. « Ce « mode de réparation, dit-il, ne survient dans aucune autre « circonstance et sous l'effet d'aucun autre traitement. » Ici je suis obligé de m'insurger contre de pareilles assertions. L'élimination spontanée des séquestres tuberculeux est un fait qui s'observe de temps en temps, quelque soit le mode de traitement employé et même en l'absence de tout traitement. Dix à douze fois par an, nous pouvons recueillir à l'hôpital maritime des séquestres issus spontanément et il n'est pas un spécialiste des tuberculoses ostéo-articulaires qui n'ait eu l'occasion d'observer de pareils faits. Tout séquestre qui n'est pas enclavé se comporte comme un corps étranger et suit naturellement la voie de moindre résistance que lui prête la fistule pour arriver à l'extérieur.

D'après Rollier, le résultat orthopédique produit par le traitement solaire est supérieur à celui obtenu autrement : « La guérison radiologique, dit-il, est fréquente, elle est la « règle dans les cas de tuberculose fermée. Le résultat est « certain, durable et idéal au point de vue fonctionnel. Les « formes synoviales guérissent sans laisser de traces. Dans « les articulations, même gravement atteintes, on peut obte- « nir une *restitutio ad integrum.* »

Cette phrase peut prêter à équivoque et laisser supposer que la *restitutio ad integrum radiologique* peut s'observer dans les articulations gravement atteintes.

En réalité, la *restitutio ad integrum* radiologique n'existe

(1) Franzoni. — Zeits. f. chir., 4 avril 1912, p. 371. Analysé in journ. de chir., juin 1912, p. 629-631.

pas ou tout au moins parmi l'immense matériel radiologique de notre Hôpital Maritime, nous ne l'avons jamais observée. Souvent, dans une arthrite convenablement traitée dès le début, nous voyons l'image radiographique du côté guéri superposable à celle du côté resté sain, mais c'est qu'il n'y a jamais eu de destruction, comme nous le montrent les radiogrammes en série pris pendant la maladie. Ce n'est donc pas *restitutio* mais *conservatio* qu'il faudrait dire.

Quant aux articulations gravement atteintes, c'est-à-dire ayant eu leurs surfaces détruites et souvent davantage, il se forme, de part et d'autre, un liseré d'ostéite condensante limitant les zones osseuses respectées par la destruction et c'est cela qui est la guérison radiographique.

Cela ne veut pas dire que la guérison clinique ne soit pas tout autre. Ici, vraiment, on peut parler de *restitutio ad integrum.* D'abord, dans les arthrites guéries avec l'intégrité des cartilages, cette expression est absolument exacte, car l'intégrité des mouvements peut être également récupérée. Avec un peu de bonne volonté, on peut l'appliquer, quoique moins justement, aux résultats définitifs de certaines arthrites destructives, particulièrement à la hanche, où Ménard leur a donné le nom de pseudarthroses intracotyliennes et Rollier celui de néarthroses. Ici, les dégâts ont été considérables ; la tête fémorale, très diminuée de volume, est largement contenue dans l'ancienne cavité considérablement agrandie. Les mouvements finissent par avoir une étendue presque normale, sauf toutefois l'abduction, qui est limitée par le contact du trochanter avec l'ilion, Si ces résultats sont vraiment très satisfaisants, nous pensons qu'il ne faut pas perdre de vue : 1° que cette restitution est clinique et non pas anatomique ; 2° qu'elle n'est pas due à l'héliothérapie, car on l'observe chez presque tous les malades qui ont été convenablement immobilisés dès le début.

Enfin, on nous dit que les ankyloses ne résistent pas à l'héliothérapie. Si nous commençons par définir ankylose *une attitude immuable d'une jointure, toute trace de l'arthrite causale étant depuis longtemps disparue,* je dois dire que je n'ai jamais observé ce qu'on nous annonce. Je n'ignore pas que

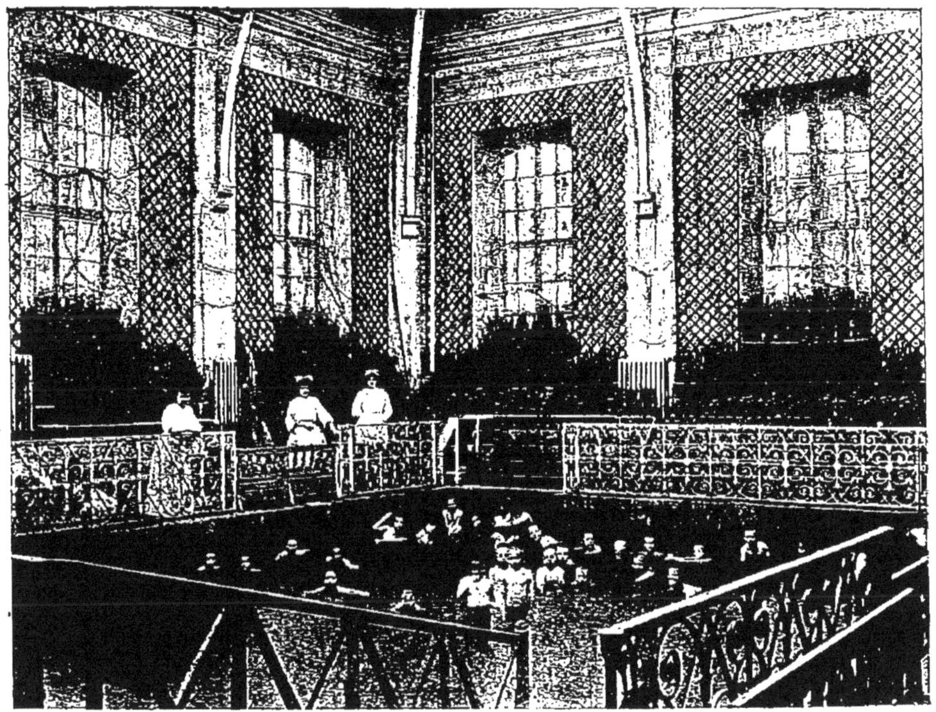

Fig. 7. — La piscine d'eau de mer de l'hôpital maritime de Berck

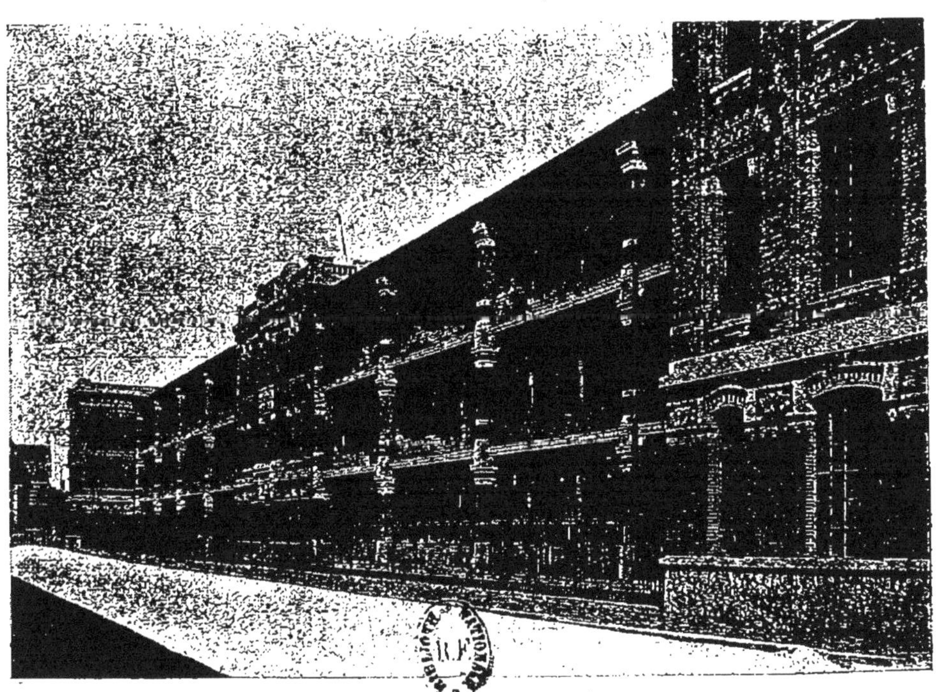

Fig. 8. — Les galeries de cure d'air de l'hôpital maritime de Berck

les ankyloses purement osseuses sont peu fréquentes dans la tuberculose, mais bien des autopsies nous ont montré que les surfaces osseuses sont maintenues au contact par des trousseaux de tissu conjonctif très courts et très serrés qui ne permettent aucun mouvement. Leur longueur augmenterait-elle que la déformation des extrémités osseuses en présence s'y opposerait encore. Cependant, je ne saurais nier des faits bien observés et je ne demande pas mieux que de m'incliner devant des observations démonstratives.

Autre chose est l'ankylose incomplète, simple limitation plus ou moins étendue des mouvements, On voit quelquefois l'excursion de ceux-ci augmenter dans de notables proportions par le fait de l'usage journalier longuement répété. Est-il bien sûr que l'héliothérapie ne bénéficie pas à tort de ces résultats purement spontanés ?

Quant aux ankyloses par cicatrices vicieuses (Aimes), ce sont des raideurs de cause périarticulaire et ce que je viens de dire des ankyloses incomplètes s'applique à elles parfaitement.

Après tout ceci, il semblerait que la valeur de l'héliothérapie fut très médiocre et son importance presque nulle ; nous pensons, au contraire, que c'est une médication précieuse, car si son action locale sur les tuberculoses profondes ne paraît guère aller au-delà de celle de nos méthodes anciennes, son action heureuse sur l'état général est indiscutable.

Il n'entre pas dans le cadre de cette étude de rechercher le mécanisme de cette action. Mais quel qu'il soit, l'observation des malades montre que l'héliothérapie a une influence qui se manifeste par des modifications du milieu sanguin, de la pression sanguine, du pouls, de la température, tous phénomènes naguère bien étudiés par d'Œlsnitz (de Nice) (1). On observera également le relèvement de l'appétit, l'augmentation du poids, le bon aspect des malades et, souvent, le bon état de la musculature autour des articulations lésées, Nous ferons observer toutefois que ces modifications se manifestent aussi sous l'influence de la cure marine et même de la simple aérothérapie. Gauvain, chirurgien du

(1) D'Œslnitz. — Journal médical français, novembre 1913.

Lord Tréloars Cripples, Home, à Alton (Hampshire), a des statistiques comparables aux nôtres, Or, il ne pratique l'héliothérapie que tout à fait exceptionnellement quand nous en faisons à Berck pendant une bonne partie de l'année,

D'ailleurs, si nos propres statistiques se sont légèrement améliorées depuis que nous avons recours au soleil, leur sens général est le même et l'héliothérapie n'a pas été pour nous une révolution, C'est, qu'en effet, l'héliothérapie agit de la même façon que le climat marin (1), car il est impossible de ne pas être frappé par la similitude des résultats de l'une et de l'autre. Il suffit pour cela de relire ce qu'ont écrit sur les effets du climat marin, Albert Robin et Binet (2).

« L'action de ces climats est d'exciter l'appétit, d'aug-
« menter le nombre des globules rouges, d'activer les fonc-
« tions respiratoires, la diurèse, les échanges azotés, de
« diminuer la déminéralisation, de mieux utiliser le phos-
« phore alimentaire et d'augmenter la consommation des
« matières albuminoïdes »

Et Calvé (3), après avoir cité ces auteurs, ajoute : « La
« *tuberculose ganglionnaire* guérit par la régression rapide
« des masses ganglionnaires, la fonte des processus fongueux,
« puis par une action plus lente (deux à trois ans), amenant
« progressivement la disparitiou totale du reliquat des
« lésions.

« Dans les *tuberculoses osseuses et articulaires*, les lésions
« se cicatrisent dans les deux tiers des cas sans formation
« d'abcès. S'il existe déjà des abcès ou s'il s'en forme, la
« résorption spontanée est fréquente et la résorption consé-
« cutive aux fonctions plus rapide. »

Dans les *tuberculoses chirurgicales fistuleuses*, voici ce que dit Ménard (4) :

---

(1) Probablement parce que le soleil, ou tout au moins la luminosité, est un des éléments constituant du climat marin.

(2) Albert Robin et Binet. — Congrès international de thalassothérapie. Biarritz, 1913.

(3) Calvé. — Climat marin et tuberculoses chirurgicales. Paris médical, février 1912. – A Berck nous combinons l'aérothérapie marine avec la balnéothérapie chaque fois que l état du malade le permet. Bains de mer pendant l'été, bains de piscine d'eau de mer pendant la mauvaise saison. (Fig. 7).

(4) Hôpital maritime de Berck-sur-Mer, page 55. Brochure publiée par l'Assistance publique, 1911.

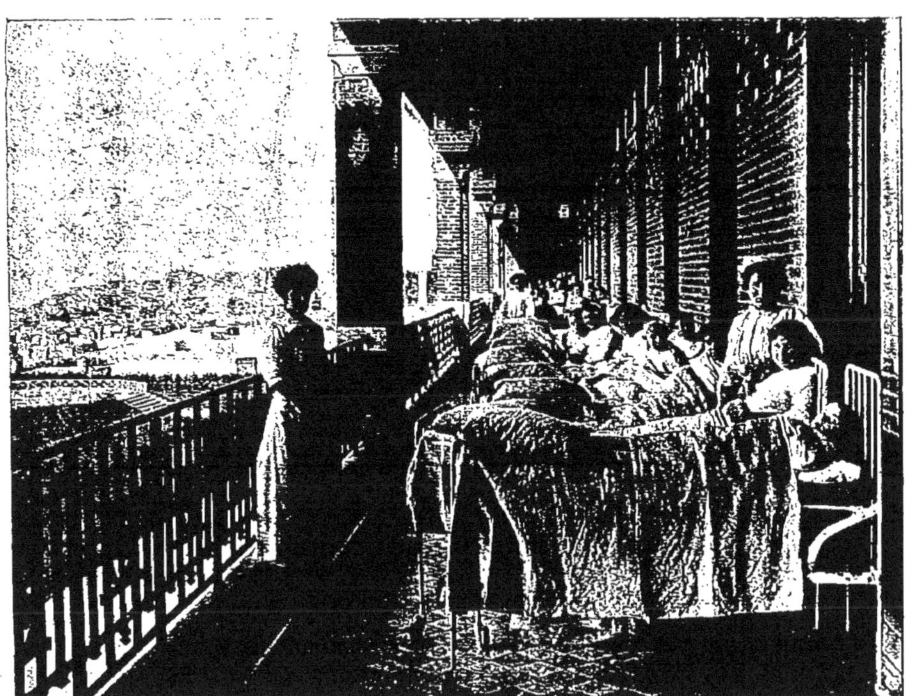

FIG. 9. — La cure d'air.

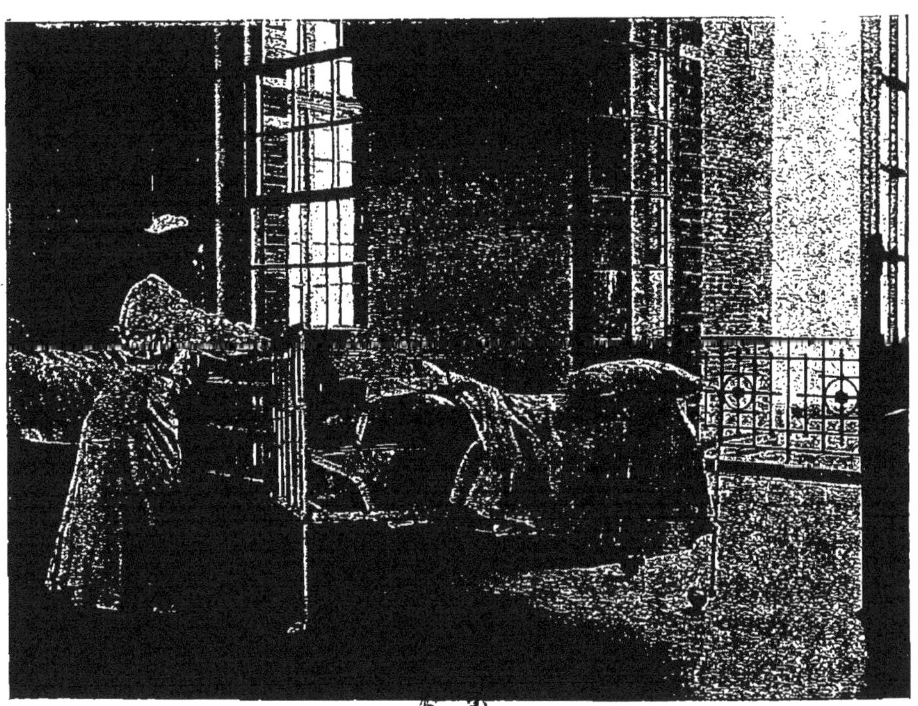

FIG. 10. — La sortie sur la galerie de cure d'air.

« Les plaies des enfants tuberculeux occupant les pavil-
« lons de cure marine sont traitées par l'exposition à l'air
« libre pendant la journée, soit dans les dortoirs, soit sur
« les galeries extérieures (1), selon le temps. Elles restent
« découvertes depuis le matin jusqu'au soir ; un léger panse-
« ment est appliqué la nuit.

« Ainsi sont soignées les fistules osseuses des spina ventosa,
« celles des grandes articulations et du mal de Pott et les
« fistules ganglionnaires.

« Des modifications remarquables ont été constatées : les
« suppurations osseuses et articulaires sont diminuées à un
« degré frappant. Toute odeur disparaît. Ces heureux résul-
« tats sont plus constants pour les suppurations d'origine
« peu profonde (coude, genou) ; ils sont fréquents à la hanche,
« à ce point que les indications opératoires (drainage de la
« hanche) sont devenues notablement moins nombreuses.

« Les plaies opératoires qui ne peuvent être fermées par
« première intention sont aussi exposées à partir du quin-
« zième jour. On remarque bientôt l'absence de rougeur et
« d'œdème, la diminution très rapide de la suppuration. Les
« plaies sont à la fois sèches et de bon aspect ; la réparation
« est abrégée et simplifiée.

« Ce moyen de traitement diminue sensiblement le nom-
« bre des opérations.

« L'exposition des plaies à l'air de la mer n'est devenue
« possible qu'avec les nouveaux pavillons de cure pourvus
« de galeries ouvertes face à la mer (1907). L'heureuse action
« exercée sur les plaies est liée sans doute à la pureté de l'air
« exempt de poussière et aussi sans doute à ses propriétés
« oxydantes si accentuées... Tous les malades, avec ou sans
« plaies, la plupart gravement atteints, prennent, après quel-
« ques semaines de séjour dans les galeries de cure, un teint
« frais et hâlé, un bon appétit, un aspect florissant. »

En exposant ainsi les plaies de ses malades à l'air marin, Ménard faisait accessoirement de la cure de soleil. Mais depuis un an, nous avons introduit l'héliothérapie d'une

(1) Observons que les galeries de cure sont exposées à l'Ouest-Nord-Ouest et que le soleil ne les atteint que vers deux ou trois heures de l'après-midi. Mais elles sont face à la mer.

façon plus raisonnée et plus prépondérante dans notre pratique de l'hôpital maritime de Berck. Des galeries de cure exposées exactement au midi ont été adossées à des bâtiments déjà existants et les 216 malades qu'ils abritent sont roulés tous les jours sur les terrasses où se pratique l'insolation.

Sur ce nombre, 144 sont des couchés, c'est-à-dire qu'ils sont atteints d'ostéo-arthrites des membres inférieurs ou de la colonne vertébrale en période d'activité et, par conséquent, immobilisés.

72 autres sont au début de leur convalescence et occupent le rez-de-chaussée sous le nom de demi-marchants. Ils restent levés un maximum de 3 heures et peuvent, à tout moment, se reposer sur leurs lits.

Pour l'institution du traitement, nous avons suivi la progression indiquée par Rollier et nous ne nous sommes pas écartés des règles qu'il a données. L'été dernier, nous avons eu une moyenne d'insolation de 26 jours par mois, du 6 juin au 18 octobre, et les enfants ont été exposés tous les jours de soleil, complètement nus, quand il ne faisait pas de vent ou que le vent n'était pas fort. Le reste du temps ils restaient couverts et faisaient de l'héliothérapie locale et de l'aérothérapie. Ils continueront ainsi jusqu'à la belle saison.

Les résultats ont été excellents, autant qu'on puisse les juger après une expérience aussi courte. Inutile de dire que nous n'avons pas vu de coxalgie guérie en six mois, mais il ne nous a pas paru douteux que l'état général des enfants se soit modifié un peu plus vite que par l'aérothérapie pure. Le premier effet constaté est une augmentation presque immédiate de l'appétit chez tous les malades indistinctement. En même temps que la pigmentation, la coloration des joues, la fermeté des tissus, se manifestent plus ou moins rapidement, suivant les sujets.

Si les abcès nous ont paru d'une fréquence un peu moindre, il ne nous a pas semblé que la résorption de ceux qui s'étaient produits fut plus facile ou plus rapide. Les fistules coulent beaucoup pendant les premières expositions au soleil, moins par la suite et l'orifice de certaines a une tendance très nette à se fermer, ce qui peut être un bien ou un mal, comme nous l'avons déjà dit.

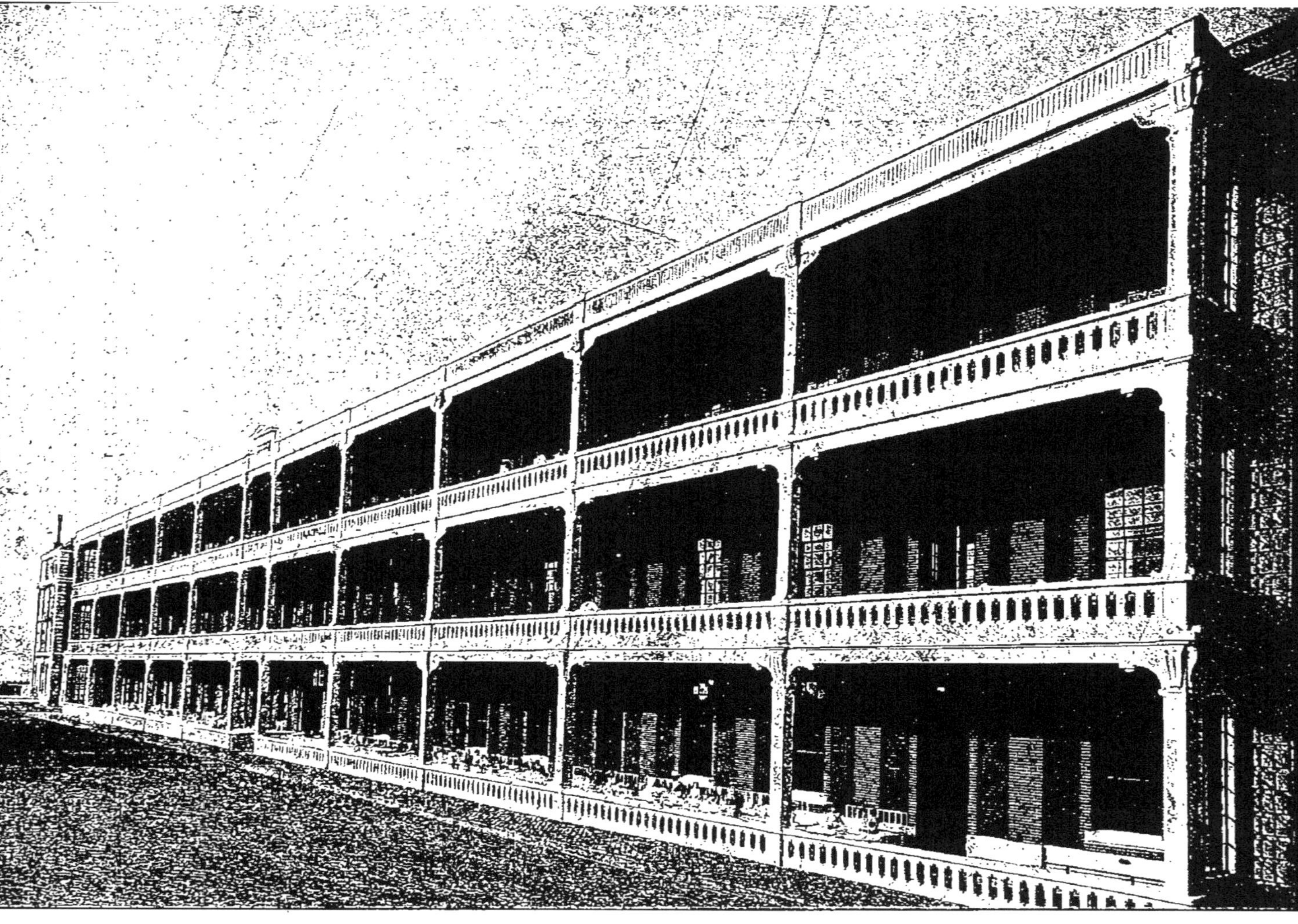

FIG. 11. — Les galeries de cure de soleil de l'hôpital maritime de Berck.

Presque tous nos enfants ont retiré un réel bénéfice de la cure solaire. Quelques-uns, cependant, atteints de fièvre et fortement infectés, l'ont très mal supportée, mais ces malades, qui se trouvaient certainement moins mal dans les salles que sur les galeries, sont restés l'infime exception (3 sur 216).

Pour les tuberculoses ganglionnaires non ouvertes, nos résultats ne se sont pas modifiés. C'est qu'en réalité nous avons fait de tout temps de l'héliothérapie sur les régions cervicales de nos adénopathiques qui vivent pendant tout l'été au grand soleil avec la tête à peine protégée.

Mais nous avons laissé sans pansement les ganglions fistuleux, ce que nous ne faisions autrefois que dans les cas de suppuration presque nulle. Si les ganglions eux-mêmes se modifient très lentement, les décollements sous-cutanés dont ils sont la cause se cicatrisent beaucoup mieux au soleil. Il est donc certain que le soleil a une action heureuse sur ces foyers cutanés ou sous-cutanés ; nous savions d'ailleurs depuis longtemps que nos ganglionnaires fistuleux guérissent leurs plaies plus vite en été qu'en hiver.

Les gommes sous-cutanées fistuleuses ou non retirent du bénéfice de la cure solaire. Celles qui sont ouvertes se cicatrisent plus facilement. Les gommes fermées ne se résorbent pas mieux que sans soleil, mais il semble qu'elles nécessitent de moins nombreuses ponctions pour guérir.

L'action locale du soleil paraît donc s'exercer sur les lésions superficielles et se montrer particulièrement efficace sur les lésions cutanées. A ce titre, l'héliothérapie est indiquée dans le traitement du lupus où nous avons obtenu de belles guérisons. Quelques cas cependant paraissent réfractaires et l'on en vient à bout que par les méthodes habituelles.

Résumant cette longue discussion des effets de l'héliothérapie et les résultats de notre expérience personnelle, nous pouvons conclure :

Sur le LUPUS, son action est excellente,

Les GOMMES FERMÉES n'en retirent que peu de bénéfices,

Les GOMMES OUVERTES guérissent plus facilement.

Les GANGLIONS sont très lentement modifiés,

Les DÉCOLLEMENTS de la peau par abcès ganglionnaires et

leurs FISTULES sont influencés d'une façon nettement favorable.

Dans les TUBERCULOSES OSSEUSES ET ARTICULAIRES, l'action de l'héliothérapie est

Nulle sur la durée de l'évolution des foyers,
sur la destruction osseuse ;

Incertaine sur les douleurs,
sur les contractures,
sur la formation des abcès,
sur leur résorption,
sur la disparition des ankyloses ;

Certaine, mais d'utilité variable, sur la cicatrisation des orifices fistuleux.

Certaine et excellente sur l'état général.

Après tout ce qui précède, on peut penser que si les résultats de l'héliothérapie ont été exagérés par quelques enthousiastes, il n'en reste pas moins vrai qu'elle présente des avantages considérables qui sont une action locale efficace, quoique superficielle, et une action générale importante qui n'est plus discutée par personne.

Mais on peut aussi penser qu'il n'est pas tout à fait juste de dire avec Poncet et Leriche (1) : « En matière de tuberculose ostéo-articulaire, l'héliothérapie a fait et doit faire « de plus en plus une véritable transformation de la théra-« peutique. Nous avons pu, grâce à elle, changer vraiment « le sens même des moyens de traitement ; pour nous, la « résection n'est plus, comme par le passé, un traitement « conservateur ; elle est le traitement radical que nous « n'employons plus que dans des conditions particulières ». Cette phrase, exacte pour les Lyonnais, ne s'applique pas à nous, car elle n'est autre chose qu'un acte de conversion à la méthode conservatrice dont on finit par reconnaître la supériorité, méconnue jusqu'ici. Or, l'école Parisienne pratique cette méthode depuis plus de 20 ans et ses plus déterminés opérateurs sont bien moins interventionnistes que la plupart des chirurgiens de l'école lyonnaise.

---

(1) PONCET et LERICHE. — Héliothérapie. Communic. à l'Ac. de Méd., 15 oct. 1912. — Gaz. des Hôp., 17 oct. 1912, n° 109.

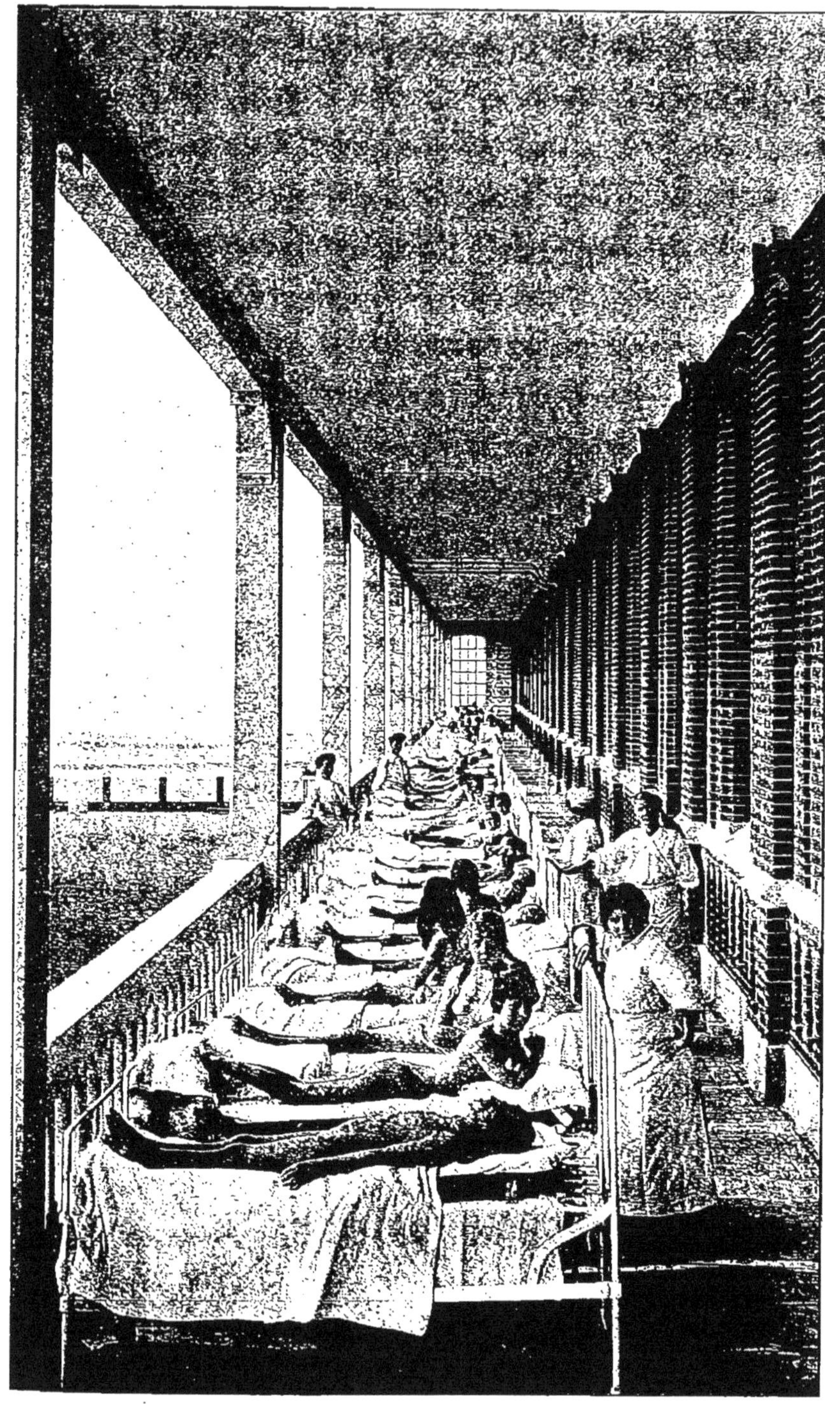

Fig. 12. — La cure héliothérapique à l'hôpital maritime de Berck.

Lorsque Bardenhauer (1) écrit: « J'ai été un partisan « convaincu des résections,.., néanmoins, je crois aujourd'hui « qu'en fait d'articulations tuberculeuses, l'opération peut « être le plus souvent évitée » ; lorsque Bardenhauer écrit cela, on ne peut s'empêcher de penser que l'héliothérapie n'aurait-elle aucune valeur propre, aurait eu tout au moins l'avantage immense d'avoir révélé la méthode conservatrice à ceux qui ne la pratiquaient pas.

Il est donc bien vrai que pour eux la thérapeutique de ces affections a changé de sens et s'est véritablement transformée. Pour nous, loin de modifier notre orientation, l'héliothérapie l'accentue au contraire et rend nos tendances plus que jamais conservatrices. Elle n'aura changé nos façons de faire que sur un seul point : en la pratiquant, en nous inspirant de la pratique des autres, nous avons dû reconnaître que l'immobilisation plâtrée, si elle est indispensable dans certains cas, peut, dans certains autres, être rendue moins sévère et être remplacée par l'appareillage partiel ou discontinu, ou même par la simple immobilisation avec ou sans extension. Il nous a paru, en effet, que l'atrophie musculaire est moins considérable, la peau en meilleur état, les raideurs consécutives moins complètes et moins persistantes.

La conclusion de cette étude sera que l'héliothérapie et la thalassothérapie sont des agents thérapeutiques de même ordre, agissant dans le même sens et concourant au même résultat par des moyens de valeur inégale. La prépondérance doit, selon nous, être reconnue au climat marin dont l'influence se fait toujours sentir semblable à elle-même quelles que soient les variations du temps et de la température. Près de lui le soleil est un adjuvant, mais un adjuvant des plus précieux qui est un élément de plus dans la cure des tuberculoses locales. Tout médecin pratiquant la climatothérapie n'a plus le droit de négliger cet élément dont l'action vient compléter si heureusement celle de l'aérothérapie. Loin de l'opposer à la cure d'air marin, on doit, au contraire, l'associer à elle pour réaliser l'HÉLIOTHÉRAPIE MARINE, cette

(1) BARDENHAUER. — Sur l'héliothérapie. Société générale des Méd. de Cologne, 6 mai 1912

méthode thérapeutique qui est provisoirement ce que nous avons de moins décourageant pour le traitement des tuberculoses chirurgicales.

Bibliographie

Nous renvoyons, pour la bibliographie, à la très intéressante, très complète et très consciencieuse thèse d'Aimes (Montpellier, 1913), éditée par Firmin et Montane (Montpellier), qui mentionne à peu près tout ce qui a paru sur la question jusqu'au mois de juillet 1913. Voici pour les indications récentes :

ADRIAN. — *De l'héliothérapie et, en particulier, de l'héliothérapie de l'hospice J.-B. Thiery, de Maxéville.* Thèse, Nancy, 11 décembre 1913.

BARADAT. — *L'Héliothérapie en France,* Rapport à la XIe Conférence internationale contre la tuberculose, Berlin, 1913.

BENTZ. — *L'Héliothérapie dans la tuberculose chirurgicale.* Quinzaine thérapeutique, 28 septembre 1913.

CALOT. — *A propos de l'Héliothérapie dans le traitement des tuberloses externes.* Quinzaine thérapeutique, 25 octobre 1913.

CASTAIGNE. — *La Cure solaire. Chronique.* Journal médical français, novembre 1913.

CASTAIGNE et D'ŒLSNITZ. — *L'Héliothérapie dans les affections tuberculeuses de l'enfance. Indications et posologie,* Journal médical français, novembre 1913.

CONSTANTIN. — *Cure marine et Héliothérapie,* Archives médico-chirurgicales de Province, juillet 1913.

DOCHE. — *Immobilisation des arthrites tuberculeuses et Héliothérapie.* Journal médical de Bordeaux, 25 juin 1913.

FESTAL. — *La Cure solaire à Arcachon.* Journal médical français, novembre 1913.

JAUBERT. — *La Cure solaire à la mer dans les tuberculoses ostéo-articulaires et ganglionnaires.* Bulletin de la Société Médico-chirurgicale du Var, 1912.

JAUBERT. — *La Cure solaire dans la tuberculose de quelques articulations.* Journal de Physiothérapie, 1913.

JAUBERT. — *La pratique de la Cure de soleil à la mer,* Presse Médicale, 3 janvier 1914.

LYON. — *L'Héliothérapie,* La Clinique, 27 juin 1913.

MONARD. — *L'héliothérapie en France. Ce qu'elle pourrait être.* Arch. génér. de thérapeutique-physique. 10 janvier 1914.

D'ŒLONITZ. — *L'Héliothérapie, son mode d'emploi, ses indications, ses résultats.* Journal médical français, novembre 1913.

D'ŒLONITZ. — *Réactions thermiques, respiratoires, circulatoires et hématiques provoquées par l'Héliothérapie.* Journal médical français, novembre 1913

RICHARD et FELTEN. — *L'Héliothéropie marine des tuberculoses chirurgicales et des adénopathies bronchiques tuberculeuses.* Berliner klinisch wochenschrift, t. L, u° 23, 9 juin 1913.

ROLLIER. — *The practica of sun-cure for surgical cases of tuberculosis and its clinical results.* Congrès international de Londres, août 1913.

TIXIER (de Menton). — *Héliothérapie marine, méditerranéenne et Radiothérapie combinée dans le traitement des adénites chroniques au début.* Revue mensuelle de Physiothérapie pratique. décembre 1913.

VIGNARD et JOUFFRAY. — *Technique générale de l'Héliothérapie.* Avenir Médical, octobre-novembre 1913.

WITTECK. — *Sur l'Héliothérapie de la tuberculose chirurgicale.* Wien. klinisch wochenschrift, t. XXVI, n° 26, 26 juin 1913.

Issoudun. — Imp. H. GAIGNAULT, 15, rue Victor-Hugo.

www.ingramcontent.com/pod-product-compliance
Ingram Content Group UK Ltd.
Pitfield, Milton Keynes, MK11 3LW, UK
UKHW012112240726
13965UKWH00004B/1716